LE BONHEUR INSTANTANÉ

LIBÉREZ LE POUVOIR DE LA GRATITUDE POUR RETROUVER UN ÉTAT D'ESPRIT HEUREUX

30 SECONDES SUFFISENT !

Donnie Matheson

Avertissement important : « Le miracle du bonheur en 30 secondes » n'est en aucun cas un substitut à des soins médicaux appropriés. Si vous souffrez d'une dépression ou de tout autre problème psychologique, s'il vous plaît contactez un professionnel de la santé. L'auteur et l'éditeur déclinent toute responsabilité découlant directement ou indirectement de l'utilisation de l'information contenue dans ce livre.

Table des matières

Avant-propos : Soyez Heureux !

Vous êtes à 30 secondes du bonheur.

Oui ! 30 secondes est tout ce qu'il faut pour passer de l'état « au fond du gouffre » à celui de « roi du monde » !

Une fois que vous apprenez à faire le processus des 30 secondes (Gratitude-Béatitude-Méditation ou processus GBM), vous avez le pouvoir d'être heureux à tout moment et en tout lieu. Cette méthode simple mais puissante est encore méconnue et négligée, mais ses effets sont extraordinaires ! Il est de notoriété publique qu'être heureux possède de grands avantages pour la santé, physique et mentale. Alors pourquoi n'y a-t-il pas plus de professionnels de la santé qui prescrivent une « dose de bonheur » ? Eh bien, il pourrait être intéressant de leur demander (un indice : il semblerait qu'ils ne veulent pas que vous sortiez du marché très rentable des médicaments...).

Le processus GBM est tout simplement incroyable ! A notre connaissance, c'est très probablement la seule méthode existante qui vous permette de stimuler rapidement et naturellement votre humeur afin que vous puissiez avancer dans la vie et faire en sorte que les choses changent. Ne perdez pas de temps à être triste, déprimé, ou fatigué. Obtenez ce mieux-être naturel que seul le processus GBM peut vous donner.

Le manuel unique qui vous est proposé ici est complet, bien que compact. Il va droit au but, tout en vous montrant les points importants tout au long du chemin.

Si vous ne savez pas ce qu'est la méditation ou si vous l'avez essayé mais l'avez jugé trop difficile ou trop chronophage, ne vous inquiétez pas.

Le processus GBM a été conçu pour toute personne « sur la voie » en situation de vie urbaine réelle. Il est aussi simple qu'il est humainement possible de l'être et tout le monde peut le faire en 4 étapes faciles.

Que vous viviez en ville ou à la campagne, en Europe, aux États-Unis ou partout ailleurs, vous pouvez l'appliquer. Entrons à présent dans le vif du sujet.

Introduction

Je vais vous poser une simple question :

VOULEZ-VOUS ÊTRE HEUREUX?

Vraiment, pensez-y. Voulez-vous vraiment être heureux ? Pensez-vous mériter d'être heureux ? Faites-vous tout ce qui est en votre pouvoir pour être heureux ? Ou pensez-vous que le bonheur soit réservé aux riches, aux bien-portants, aux gens de pouvoir et aux personnes spirituellement avancées ? Si vous pensez cela, eh bien détrompez-vous. J'ai développé le moyen idéal pour que vous soyez heureux. Je l'ai appelé le processus Gratitude-Béatitude-Méditation.

Mais avant de vous l'exposer, je vous dirai tout d'abord que si vous pensez que le bonheur n'est pas pour vous, arrêtez la lecture de ce livre dès maintenant. Vous n'êtes probablement pas prêt pour cette puissante technique. Mais si vous êtes ouvert et disponible pour expérimenter le bonheur, alors lisez la suite.

Être heureux

Probablement depuis qu'il est sur Terre, l'être humain est à la recherche du bonheur. La plupart de nos activités quotidiennes et la plupart de nos désirs tournent globalement autour de la recherche du bonheur. Être heureux est un des objectifs clé de notre société matérialiste actuelle.

Mais s'il y a bien une chose dont toute personne un tant soit peu avancée spirituellement prend rapidement conscience, c'est que toute matière est impermanente. La beauté se fane, la jeunesse ne dure pas et il en va ainsi de tout ce qui est du domaine matériel. Le bonheur ne peut donc pas être basé sur le matériel.

Cette révélation fut clairement comprise de nombreuses traditions anciennes qui se focalisèrent dès lors sur l'aspect l'opposé, soit l'aspect spirituel. Toutefois, si vous commencez à étudier les textes anciens tout comme les sciences modernes, vous remarquerez leur complexité. Plus vous en apprenez, plus vous êtes confus. Finalement l'objectif principal, à savoir le bonheur (ou la satisfaction personnelle) se perd dans la brume.

Certains, les vrais adeptes d'une voie spirituelle, sont en mesure d'atteindre cet état de pur bonheur à travers une longue ascension spirituelle, via des pratiques ascétiques. Mais partir en retraite au milieu de nulle part ou vivre dans un monastère dénué des plaisirs simples de la vie ne semble pas être une option très pratique ni très attirante pour un être humain vivant au 21e siècle. Pour nous, les êtres humains « normaux », l'ascension spirituelle est un objectif que nous pourrions vouloir atteindre, mais pas au détriment d'une vie pleinement vécue.

Pour la plupart d'entre nous, notre temps est notre bien le plus précieux. Nous aimons vivre chaque instant de notre vie et nous apprécions davantage cette vie quand nous sommes actifs. Nous aimons agir, évoluer, apprendre, interagir, être, bouger ; c'est ce que nous sommes.

S'asseoir pour méditer tranquillement dans une pièce pendant trente minutes, se retirer temporairement de ce monde agité et penser que tout va être parfait peut nous faire du bien, mais ce n'est pas une vue réaliste de la vie. La vie, avec ses factures, son conjoint, son patron, ses collègues, ses enfants, etc. nécessite une approche différente.

Nous arrivons donc à cette déclaration : le contentement personnel est plus important que l'ascension spirituelle. C'est seulement avec la satisfaction personnelle que vous pouvez monter spirituellement. La satisfaction personnelle ne signifie pas la satisfaction matérielle ou sensorielle. La satisfaction personnelle signifie être vraiment heureux avec vous-même, ici et maintenant.

A partir de cet état de satisfaction personnelle, TOUT est possible. La satisfaction personnelle apporte la paix de l'esprit. Voilà pourquoi j'ai développé le processus GBM. Basé sur d'anciennes philosophies et le bon sens commun, le processus GBM est la solution parfaite pour le 21ème siècle et son rythme trépidant.

Cette technique va vous mettre dans un état de contentement, je vous le garantis. Tout comme 1 + 1 = 2, en suivant ces instructions vous ne pouvez pas échouer. La gratitude est une des émotions les plus puissantes qu'un être humain puisse éprouver. Elle seule peut vous mettre dans un état de béatitude ou contentement. Un esprit reconnaissant est un esprit heureux. Un esprit reconnaissant n'a besoin de rien. Lorsque vous êtes dans un état de gratitude, la paix et un contentement global suivent tout naturellement.

Donc à partir de ceci nous pouvons dire que : Gratitude = contentement = vraie joie (béatitude). Un autre point clé à propos de la gratitude est que lorsqu'elle est ciblée, elle devient une source d'énergie extrêmement puissante qui peut procurer de la béatitude à n'importe quel moment. Donc, avec la puissance du processus GBM vous pouvez transformer un mauvais moment en un grand !

Le processus GBM ne prend que 30 secondes à faire, mais il faut une certaine préparation. Vous aurez à faire cette préparation seulement une fois et cela vous prendra environ 15-30 minutes. Voyons maintenant quels sont les éléments à prendre en compte pour pratiquer correctement et efficacement le processus GBM.

Les éléments du processus Gratitude-Béatitude-Méditation (GBM)

Les éléments du processus Gratitude-Béatitude-Méditation (GBM) sont:

1. La respiration
2. La gratitude
3. La pensée joyeuse
4. Le sourire

Les éléments ci-dessus sont les «rouages» du processus GBM. Comme les éléments à l'intérieur d'une horloge, ils doivent travailler ensemble. Ces éléments sont simples et faciles à faire. Tout le monde peut les faire, peu importent l'âge, la race, la religion ou la nationalité. Après les explications, tous ces éléments seront réunis dans la section "EXÉCUTION" pour faire fonctionner le processus GBM.

Voici ces éléments expliqués en détail.

1. La respiration

Le type de respiration utilisé pour le processus GBM est

appelé respiration diaphragmatique ou « respiration complète ». Cette méthode permet de laisser entrer plus d'air dans vos poumons (et donc votre corps). L'une des causes de nombreux problèmes de santé est le manque d'oxygène. Les bébés et les jeunes enfants par nature utilisent la méthode de la respiration complète. Malheureusement, nous adoptons un mode de respiration superficiel en vieillissant. La respiration est plus importante que vous ne le pensez. Rappelez-vous, nous pouvons tenir plusieurs jours sans nourriture et sans eau, mais seulement quelques minutes sans air !

La respiration complète est assez simple. Comme vous inspirez, poussez votre abdomen en avant afin de permettre de faire entrer autant d'air que possible dans vos poumons. Retenez votre souffle pendant quelques secondes puis expirez lentement en rentrant votre abdomen. Continuer à faire cela d'une manière calme et sereine. Remarque: La respiration doit être faite par le nez.

Comme vous pratiquer la respiration complète, écouter attentivement le son que fait votre respiration. Sur l'inspiration essaierez d'entendre (ou d'imaginer) le son "so" et sur l'expiration le son "hum". Faites ceci aussi longtemps que vous le souhaitez. Cela vous détendra.

Maintenant pour la partie énergisante de cet élément, imaginez des centaines de particules en forme d'étoile autour de vous. Ces particules sont remplies de santé et d'une énergie de bonheur. Comme vous inspirez, vous absorbez ces particules et leur énergie, et vous vous sentez bien ! Continuer la respiration complète avec cette visualisation. La respiration complète peut être effectuée à tout moment et en tout lieu.

2. La gratitude

Être reconnaissant, c'est rendre grâce pour tout, à commencer par votre propre vie. La vie est le don le plus précieux et il faut être reconnaissant à ce sujet. Ensuite, continuez à rendre grâce pour votre santé et tout le reste. Faites une liste de toutes les choses pour lesquelles vous pouvez rendre grâce.

Exemple : remerciez pour vos parents, votre femme, votre fils, votre fille, votre voiture, votre maison (le toit sous lequel vous dormez), l'école, les arbres, le ciel, la planète, tout !

Maintenant, pour l'effet énergisant : vous devez « sentir » la gratitude, et non seulement la visualiser. L'émotion est ce qui déclenche l'énergie de gratitude.

3. La pensée joyeuse

Cet élément va vous mettre dans un état de béatitude. Pensez à un moment de votre enfance qui vous fait vous sentir intensément heureux. Par exemple, vous pourriez avoir reçu un cadeau que vous chérissez, ou vous pourriez avoir un objet qui vous fait vous sentir bien (comme un chiot ou une poupée en peluche). Le souvenir peut même être un souvenir d'adulte, comme le jour où votre équipe sportive préférée a remporté le championnat ou tout autre moment.

L'effet énergisant sera actif en ressentant l'émotion, pas seulement en la pensant.

4. Le sourire

Le dernier élément est le signe humain universel du sourire. Le sourire est un outil extrêmement puissant. Il n'agit pas seulement au niveau de vos vibrations personnelles, mais il envoie également ces bonnes vibrations dans le cosmos.

Nous sourions normalement lorsque nous nous sentons bien, mais pour le processus GBM vous allez faire quelque chose de spécial. Vous allez sourire, même si vous vous sentez mal. Vous allez « tromper » votre esprit en lui faisant croire que tout va bien.

Comme vous souriez intentionnellement, vos muscles faciaux vont déclencher certaines réponses du cerveau liées à de bons moments que vous avez eu par le passé. Puisque votre cerveau ne peut pas distinguer entre la mémoire et le moment présent, sourire intentionnellement vous fera vous sentir mieux. Essayez-le, souriez :-)

Passons maintenant à l'exécution.

Exécution

Maintenant que vous comprenez les 4 éléments du processus GBM, vous allez les faire travailler ensemble. Chaque élément sera effectué l'un après l'autre, en se concentrant sur l'aspect émotionnel (le sentiment) de chaque élément.

Remarque : si vous oubliez quelque chose revenez simplement en arrière pour revoir les éléments.

Les 30 secondes de Gratitude-Béatitude-Méditation :

1. Respirez. Utilisez la respiration complète et utilisez la visualisation des particules étoilées
2. Soyez reconnaissants (avec le sentiment !)
3. Pensez à quelque chose qui vous procure une émotion de joie
4. Souriez

Gardez cette sensation (et le sourire) pendant 30 secondes. Vous avez terminé !

Pratiquez le processus GBM autant de fois que vous le souhaitez pendant la journée. Comme pour toutes choses dans la vie « la pratique rend parfait ». Une fois que vous êtes plus expérimenté, vous pouvez déclencher cette énergie de gratitude à volonté sans même visualiser. Ensuite, vous pouvez concentrer cette énergie et vivre une vie de béatitude continuelle !

Quelques conseils

Vous pouvez aussi faire un processus GBM plus long. Il peut durer 1 minute, 2 minutes ou aussi longtemps que vous le souhaitez. Si vous avez déjà pratiqué la méditation assise, incorporez-la au début de votre session.

Pratiquez le processus GBM quand vous effectuez des tâches simples. Par exemple, en vous lavant les mains, essayez de ressentir de la gratitude. Pratiquez le processus GBM pendant que vous conduisez (avec vos yeux ouverts, bien sûr). Pratiquez le processus GBM à votre travail et partout où vous le pouvez.

Faites le « mudra de la prière » tout en faisant le processus GBM. Les mudras sont d'anciennes postures spéciales de la main qui ont été utilisés par beaucoup de cultures différentes. Le mudra de la prière est simple. Il suffit de joindre vos mains comme dans la prière avec vos pouces près de votre cœur. J'ai constaté que cela intensifiait le processus GBM !

Vous pouvez également concentrer votre gratitude sur de parfaits inconnus, sur des proches, sur le monde entier. Le processus GBM ou la gratitude concentrée est un outil puissant pour la guérison instantanée. Assurez-vous de le pratiquer tout au long de la journée. Faites le processus GBM quand vous vous réveillez et avant de vous endormir. Cela a un effet énergisant.

Essayez de faire durer le processus GBM aussi longtemps que vous le pouvez. Le but est de « vivre » le processus GBM continuellement. Pratiquez le processus GBM dans les moments de stress, d'anxiété, de dépression, de colère, etc. Le processus GBM va vous aider pour toute émotion négative.

N'oubliez pas de sourire :-)

Fermez vos yeux en faisant le processus GBM. Cela vous aidera à vous concentrer sur la gratitude. Tout en faisant le processus GBM, essayez d'écouter tous les sons que vous entendez autour de vous. Cela vous aidera à développer votre conscience et vous aidera à vous dynamiser.

Eveillez-vous à la beauté !

Une lettre sincère du créateur du processus GBM

Bienvenus, chercheurs de bonheur !

Je suis content que vous soyez en train de lire ce livre. Après peut-être de multiples recherches et tentatives, vous êtes finalement tombé sur ce simple petit livre et vous découvrez combien il est facile d'être heureux. Le but de ce livre est d'aider les gens à trouver le bonheur et ce d'une manière simple, sans tracas.

Après de longues années de recherches auprès de nombreuses philosophies et religions, complétées par l'étude de nombreuses méthodes scientifiques, j'en vint à la constatation que les méthodes de réalisation proposées par ces divers systèmes pour atteindre ce but ultime qu'est le bonheur étaient très difficiles sinon impossible à reproduire. Je pensais qu'il devait y avoir un moyen plus facile. Je décidais donc de développer le processus GBM.

Le processus GBM approche la problématique du bonheur comme ceci :

1. Le secret du bonheur est d'être heureux (simple, non ?). En d'autres termes, il faut garder les choses simples. Ne compliquez pas votre vie avec des choses que vous ne comprenez pas et des choses dont vous n'avez pas besoin. Chaque personne sur cette planète est née avec la capacité naturelle d'être heureux. Les nourrissons et les petits enfants sont en ce sens des gourous, ou des maîtres, de ce procédé. Observez-les et rappelez-vous que vous étiez autrefois un enfant. C'est facile.

2. Pas une seule âme dans l'univers n'a jamais été guérie d'une maladie en pensant (ou en se concentrant) sur la maladie. Pour guérir nous devons nous concentrer sur la santé ! Nous ne pouvons pas nous attendre à obtenir des résultats et à être heureux en nous concentrant sur ce qui ne va pas. Maintenant, je ne dis pas que nous ne devrions pas analyser nos mauvais comportements et les modifier. Ce que je veux dire est que nous devrions nous concentrer davantage sur nos bons comportements et nous appuyer sur eux. Nous sommes tous des êtres bons mais nous l'avons en quelque sorte oublié le long du chemin.

Heureusement pour vous, j'ai découvert le but de ma vie : aider les gens à être heureux. Avec le processus GBM nous pouvons être heureux. Je souhaite changer le monde et j'ai besoin de votre aide. En vous remplissant de l'énergie de gratitude vous avez fait votre part. Si plus de gens commencent à pratiquer le processus GBM, nous allons commencer à voir une énorme différence. J'ai essayé de rendre le processus GBM aussi simple que possible, afin que tout le monde puisse le faire. J'ai également initié une méditation globale de 24 heures afin que nous puissions nous concentrez tous ensemble simultanément sur la gratitude partout dans le monde.

Je vous invite donc à essayer le processus GBM et la Méditation Globale, dont je vais vous parler à présent. Parlez à vos amis de ce livre. Ensemble, nous pouvons changer le monde !

Votre ami,

Donnie Matheson

P.S. : ma devise : simplicité, patience, et compassion.
P.P.S. : rappelez-vous de pratiquer le processus GBM aussi souvent que possible :-D

La Méditation Globale de 24 heures

Ceci est une occasion de concentrer votre gratitude pour une plus grande cause. Si vous avez fait le processus GBM vous savez déjà que la gratitude est une des énergies les plus puissantes connue de l'homme. Elle seule peut vous connecter à la puissance de l'univers.

Ensemble, nous pouvons canaliser collectivement cette énergie afin de voir des changements positifs se produire sur cette planète.

Comment faire

Cette méditation mondiale est un processus continu et elle est aussi simple que le processus GBM. Tout ce que vous devez faire est de pratiquer le processus GBM pendant 30 secondes chaque heure de votre journée de veille. Seulement 30 secondes de votre temps chaque heure.

Nous allons tous mettre nos pendules à la même heure à l'aide d'une des horloges mondiales disponible sur internet, par exemple en allant sur le site TimeandDate.com. Recherchez votre ville et la zone horaire dans la liste.

Comme vous pouvez le voir, l'heure des villes est différente mais les minutes sont les mêmes. Ainsi en suivant l'heure sur ce site, nous pouvons tous nous synchroniser pour travailler ensemble.

A l'heure H, nous allons tous pratiquer le processus GBM comme décrit dans ce livre. Par exemple, s'il est 15h00 dans votre ville (dans la liste), il est temps de pratiquer le processus GBM. Toute personne qui est éveillée à ce moment le fera. Ce qui est bien, c'est que pendant que vous dormez, quelqu'un, de l'autre côté du monde, fera aussi le processus GBM chaque heure.

Ce que nous en attendons

Ce que nous voulons faire est de remplir ce monde avec l'énergie de la gratitude. Cela aura un effet puissant sur notre monde et donc sur notre réalité collective. Vous pouvez le voir comme une prière mondiale, mais au lieu de souhaiter directement un monde meilleur, nous allons nous améliorer au niveau de notre vie personnelle. A mesure que nous deviendrons plus heureux, nous allons transmettre automatiquement cette émotion (ou vibration) vers l'extérieur dans l'univers et affecter notre monde à un niveau subatomique.

Je vais maintenant très brièvement vous donner quelques explications sur l'univers mais sachez que vous n'avez même pas besoin de savoir quoi que ce soit pour pratiquer le processus GBM.

L'univers expliqué en quelques mots

Je suis UN avec l'univers et mes pensées et mes émotions se reflètent en lui. Tout ce qui est dans cet univers existe à cause de moi ! Je manifeste ma réalité.

L'idée que nous affectons en quelque sorte ce monde par l'intention n'est pas nouvelle, mais la science moderne, et en particulier la physique quantique, réalise maintenant ce que nos ancêtres savaient depuis des milliers d'années : que ce monde est un rêve et que nous contrôlons totalement ce rêve.

Ceci est la reconnaissance de votre pouvoir. Cette déclaration peut à elle seule changer votre perception de la réalité, instantanément ! Elle vous permet aussi de réaliser que vous êtes responsable, et que vous seul pouvez changer votre vie, et non pas un quelconque facteur extérieur. La possibilité de changer votre réalité est à votre portée !

Vos pensées affectent votre environnement. Votre environnement n'est rien d'autre qu'un reflet de votre état mental et émotionnel. Pour le dire simplement, VOUS êtes un résumé de toutes vos pensées et actions depuis le moment où vous êtes né jusqu'à ce moment. Donc, comme vous pouvez le voir, l'importance de développer et nourrir des pensées positives ne peut pas être surestimée. Vous devez avoir des pensées et des émotions positives afin d'être heureux. Voilà la raison du processus GBM.

Merci encore d'avoir lu ce livre et surtout PARTAGEZ CETTE INFORMATION !

Parlez de ce livre à vos amis et à vos proches et aidez-les à se sentir bien avec le POUVOIR DE LA GRATITUDE !

Si ce livre vous a plus, vous pouvez également laisser un petit commentaire sur Amazon, ceci aidera à diffuser ce message.

Merci !

Définitions

Respiration diaphragmatique

La respiration diaphragmatique, encore appelée respiration abdominale, respiration du ventre ou respiration profonde se réalise en contractant le diaphragme, un muscle situé horizontalement entre la cavité de la poitrine et la cavité de l'estomac. L'air pénètre dans les poumons et l'estomac se dilate au cours de ce type de respiration.

Mudra de la prière

Anjali Mudrā ou praṇāmāsana est un geste de la main qui est pratiqué dans toute l'Asie et au-delà. Il est utilisé comme un signe de respect et un message d'accueil en Inde et au Sri Lanka et parmi les praticiens du yoga et les adeptes de traditions semblables. Le geste est incorporé dans de nombreuses postures de yoga. Anjali mudra est effectuée en appuyant les paumes des mains l'une contre l'autre. Les doigts sont joints et pointent vers le haut. Les mains sont maintenues ensemble fermement et uniformément.

Mandala

Le mandala est un symbole spirituel et rituel dans l'hindouisme et le bouddhisme, représentant l'Univers. La forme de base de la plupart des mandalas est un carré avec quatre portes contenant un cercle avec un point central. Chaque porte a la forme générale d'un T. Les mandalas présentent souvent un équilibre radial.

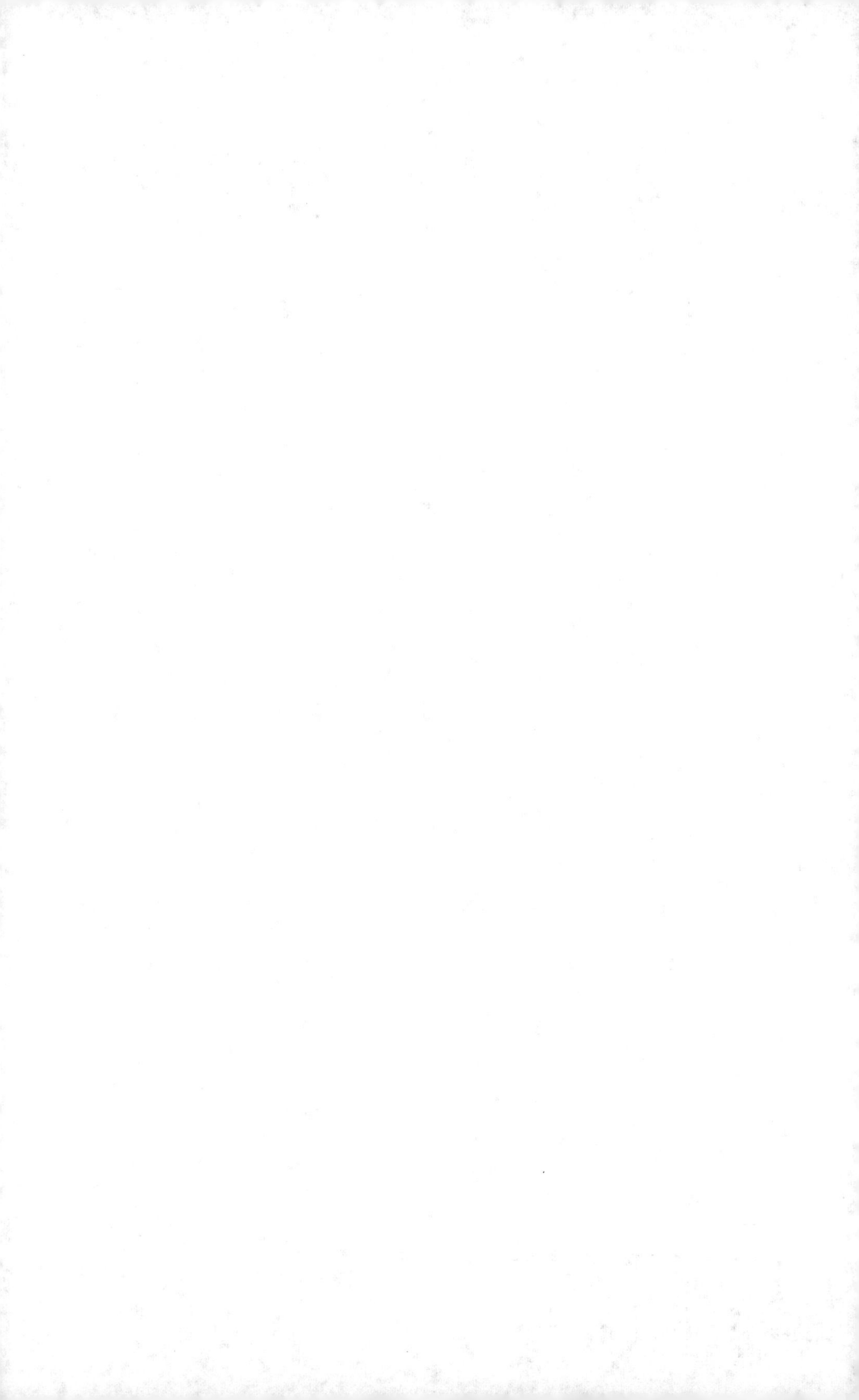

www.ingramcontent.com/pod-product-compliance
Lightning Source LLC
Chambersburg PA
CBHW071319280526
45788CB00004B/1943